Ln 27 18550.

AF463611

Conserver la Couverture

EXPOSÉ

DES TITRES, DES SERVICES

ET

DES TRAVAUX SCIENTIFIQUES

DU

DOCTEUR LOUIS SAUREL,

CANDIDAT POUR L'AGRÉGATION EN CHIRURGIE A LA FACULTÉ DE MÉDECINE DE MONTPELLIER.

Fais ce que dois...... !

MONTPELLIER,

J.-A. DUMAS, IMPRIMEUR,

place de l'Observatoire, 5.

1857.

Ln 27 18990

DEPOT LEGAL
HERAULT
235
1856

EXPOSÉ

DES TITRES, DES SERVICES

ET

DES TRAVAUX SCIENTIFIQUES

DU DOCTEUR LOUIS SAUREL.

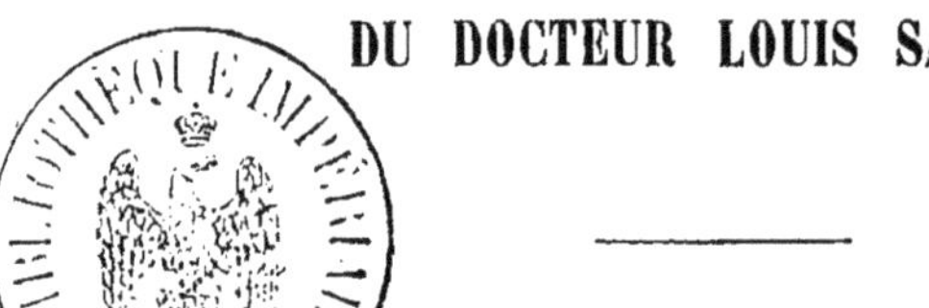

Le statut du 20 décembre 1855, qui établit sur de nouvelles bases l'agrégation auprès des Facultés de médecine, renferme les dispositions suivantes :

« ART. 5. — Les candidats se font inscrire au Secrétariat des di-
» verses Académies, deux mois au moins avant l'ouverture du con-
» cours. Ils joignent aux pièces qui constatent l'accomplissement
» des conditions prescrites par l'Article 3 *l'indication de leurs services*
» *et de leurs travaux*, et déposent un exemplaire de chacun des
» ouvrages ou mémoires qu'ils ont publiés...... »

« ART. 44. — Les épreuves préparatoires consistent : 1° dans *l'ap-*
» *préciation des services et des travaux antérieurs des candidats.*
» . . . . »

On lit, d'un autre côté, dans la *Circulaire aux Recteurs, portant notification du statut sur l'agrégation des Facultés*, en date du 13 février 1856 :

« Les anciens règlements n'attachaient qu'une importance secon-
» daire aux *services* et aux *travaux antérieurs* des candidats; c'était

1856

» au moment du jugement que le jury était appelé à les apprécier : » aussi cet examen se réduisait-il presque toujours à une pure for» malité. On a pensé que, pour l'enseignement supérieur, la première » de toutes les recommandations se trouvait dans les *services rendus* » et dans les *travaux publiés*, et que, au début même du concours, » il était nécessaire de demander aux candidats quels mémoires ou » quels essais d'ouvrage avaient signalé leur vocation spéciale. La » vocation se manifeste de bonne heure, quand elle est réelle. » *L'examen des titres est donc devenu une des épreuves essentielles;* » *elle précède toutes les autres.*

» **Le ministre de l'instruction publique et des cultes,**

» *Signé*, H. Fortoul. »

La même pensée se retrouve, tout aussi explicite, dans la Circulaire ministérielle du 26 août 1856, qui, « dans l'intérêt du service des Facultés, et pour favoriser » autant que possible les *vocations spéciales* », détermine avec précision les places mises au concours, et décide qu'une des places d'Agrégé vacantes à la Faculté de médecine de Montpellier aura pour objet la *Chirurgie proprement dite.*

Désireux de se conformer autant que possible à l'esprit et à la lettre des dispositions qui précèdent, le docteur L. Saurel croit devoir soumettre à ses juges un exposé détaillé des titres, des services et des travaux qui constituent sa carrière scientifique, et qui peuvent indiquer ses tendances pour l'avenir.

Cette exposition comprendra les quatre chefs suivants:

1° Titres académiques;
2° Concours et présentation;
3° Services rendus;
4° Travaux publiés.

I. TITRES ACADÉMIQUES.

1° Docteur en médecine de la Faculté de Montpellier. (Février 1851.)

2° Membre titulaire de la Société de médecine pratique de Montpellier. (4 février 1853.)

3° Membre correspondant de la Société de médecine de Poitiers. (9 février 1853.)

4° Membre correspondant de la Société de médecine d'Anvers (Belgique). (27 mai 1853.)

5° Membre titulaire de l'Académie des sciences et lettres de Montpellier (*Section de médecine*). (27 juin 1853.)

6° Membre correspondant de la Société de médecine de Gand (Belgique). (6 décembre 1853.)

7° Membre correspondant de l'Académie royale de médecine et de chirurgie de Madrid (Espagne). (2 mars 1854.)

8° Membre correspondant de la Société de médecine de Nîmes. (12 avril 1854.)

9° Membre correspondant de la Société des sciences médicales et naturelles de Bruxelles (Belgique). (12 juin 1854.)

10° Membre correspondant de la Société impériale de médecine de Marseille. (28 octobre 1854.)

11° Membre correspondant de la Société de médecine de Bordeaux. (26 février 1855.)

12° Membre correspondant de la *Société de chirurgie de Paris*. (21 mars 1855.)

13° Membre correspondant de la Société de médecine de Paris. (15 juin 1855.)

14° Membre correspondant de la Société médico-chirurgicale de Bruges (Belgique). (12 février 1856.)

II. CONCOURS ET PRÉSENTATION.

1° Concours pour l'École pratique d'anatomie et d'opérations chirurgicales à la Faculté de médecine de Montpellier, *suivi de nomination.* (3 mai 1843.)

2° Concours pour l'emploi de Chirurgien sous-aide requis, à Montpellier en 1844. (*Classé le second* sur un grand nombre de candidats, et nommé par arrêté du ministre de la guerre en date du 30 mai 1844, M. Saurel n'accepta pas cette position.)

3° Concours pour le grade de Chirurgien entretenu de troisième classe de la marine royale, à Toulon, le 1er avril 1845. (Nommé *le premier* sur dix-neuf concurrents.)

4° Concours pour le grade de Chirurgien entretenu de deuxième classe de la marine nationale, à Brest, le 1er octobre 1848. (Nommé *le premier* sur vingt concurrents présents.)

5° Concours pour l'Agrégation *en chirurgie* à la Faculté de médecine de Montpellier. (Janvier 1855.).....
....

6° Présenté en deuxième ligne, par la Faculté de médecine de Montpellier, pour la place de sous-bibliothécaire, vacante par suite de la nomination au professorat de M. Ch. Anglada. (4 août 1853.)

III. SERVICES RENDUS.

1° Élève chirurgien externe, à l'Hôtel-Dieu Saint-Éloi de Montpellier, depuis le 5 septembre 1842 jusqu'au 29 février 1844.

2° Élève des hôpitaux de la marine, à Toulon, depuis le 1er janvier 1845 jusqu'au 31 mai suivant.

3° Chirurgien de troisième classe de la marine militaire, depuis le 31 mai 1845 jusqu'au 31 décembre 1848.

Dans ce grade, M. L. Saurel a successivement occupé les positions suivantes :

Embarqué le 31 mai 1845, à Toulon, sur la corvette de charge *l'Isère,* en qualité de chirurgien en second. (Campagne dans la Méditerranée et sur les côtes de l'océan Atlantique.)

Débarqué, le 5 décembre 1845, de l'*Isère,* et embarqué sur la frégate *la Gloire,* pour y remplir les fonctions de chirurgien en second. (Station à Brest.)

Débarqué, le 20 décembre 1845, de la frégate *la Gloire,* et embarqué sur la corvette-hôpital *l'Aube,* en qualité de chirurgien en second. (Campagne de près de deux ans, sur les côtes occidentales d'Afrique, à bord de ce navire et des deux suivants.)

Débarqué, le 8 septembre 1846, de la corvette-hôpital *l'Aube,* et passé sur la frégate à vapeur *le Caraïbe* (au Gabon).

Débarqué, le 10 octobre 1846, de la frégate à vapeur *le Caraïbe,* et embarqué sur la corvette à vapeur *l'Élan,* en qualité de chirurgien en second (à Gorée).

Débarqué, le 19 octobre 1847, de la corvette à vapeur *l'Élan,* et attaché aux hôpitaux maritimes, à Cherbourg, jusqu'au 18 novembre 1847.

Embarqué, le 19 novembre 1847, en qualité de *chirurgien-major* sur le brick *le Pourvoyeur* (école des mousses), en rade de Cherbourg.

Débarqué, le 20 février 1848, du brick *le Pourvoyeur,* et attaché au service des hôpitaux maritimes de Cherbourg et de Brest jusqu'au 12 décembre 1848.

4° Chirurgien de deuxième classe de la marine militaire, depuis le 1er janvier 1849 jusqu'au 14 octobre 1851.

Dans ce grade, M. L. Saurel a occupé les positions suivantes :

Embarqué, le 12 décembre 1848, en qualité de *chirurgien-major,* sur le brick de 20 canons *l'Alcibiade.* (Station de vingt-deux mois dans le Rio-de-la-Plata.)

Débarqué, le 26 octobre 1850, du brick *l'Alcibiade*, et attaché au service des hôpitaux maritimes, à Brest.

Démissionnaire le 14 octobre 1851.

5° Médecin de l'œuvre de la Miséricorde et du Bureau de bienfaisance de Montpellier, depuis le 15 mars 1853 jusqu'au 8 septembre 1854.

Nommé par arrêté de M. le Préfet de l'Hérault, sur la présentation des Administrateurs de la Miséricorde, et démissionnaire pour cause de santé.

6° Médecin adjoint aux hôpitaux militaires temporairement établis à Montpellier, et, en cette qualité, chargé *en second* d'un service chirurgical à l'hôpital de la Citadelle, depuis le 18 août jusqu'au 31 décembre 1855.

Nommé par une décision de M. l'Intendant de la 10e division militaire, en date du 19 juillet 1855, et maintenu en fonctions jusqu'au licenciement des médecins civils.

IV. TRAVAUX PUBLIÉS.

Les travaux imprimés du docteur L. Saurel peuvent être classés de la manière suivante : 1° médecine, 2° chirurgie, 3° publication périodique.

1° *Médecine.*

1° ESSAI D'UNE CLIMATOLOGIE MÉDICALE DE MONTEVIDEO et de la République orientale de l'Uruguay (Amérique du Sud). *Thèse pour le doctorat en médecine,* présentée et publiquement soutenue à la Faculté de médecine de Montpellier, le 25 février 1851. — In-8° de 164 pages. Montpellier, 1851.

Cette thèse et le candidat qui l'avait présentée ont obtenu de la Faculté de médecine la mention *très-bien satisfait.* — C'est le premier travail un peu complet qui ait été publié sur la climatologie du Rio-de-la-Plata. Il est le résultat des observations que l'auteur a recueillies, pendant une station de vingt-deux mois, dans ces contrées, à bord du brick *l'Alcibiade*, dont il était le chirurgien-major.

2° NOTE SUR LES CONDITIONS SANITAIRES DES POSSESSIONS DE LA FRANCE AU GABON (côtes occidentales d'Afrique). — In-8° de 38 pages. Montpellier, 1847.

Ce travail, extrait du *Journal de la Société de médecine pratique de Montpellier* (janvier 1847), renferme des renseignements nouveaux sur le climat et les maladies d'une contrée encore peu connue. Il a été rédigé à la suite d'une station de quatre mois au Gabon.

3° QUELQUES MOTS SUR LA THÉRAPEUTIQUE DES FIÈVRES DE LA CÔTE OCCIDENTALE D'AFRIQUE, d'après la méthode de M. le docteur Bastos, médecin en chef de la province d'Angola. (*Gazette médicale de Montpellier* et *Gazette des hôpitaux*, 1848.)

4° RECHERCHES D'HYDROGRAPHIE MÉDICALE. — In-8° de 51 pages. Montpellier, 1851.

Ce mémoire a fourni à M. le docteur P. de Pietra-Santa, rapporteur des travaux de M. L. Saurel auprès de la Société de médecine de Paris, l'occasion d'un intéressant article, inséré dans l'*Union médicale* (année 1855, n° 67).

5° NOTE SUR UNE VARIÉTÉ DU PIAN. (*Annales de thérapeutique et de toxicologie*, 1848.)

Cette note a été rédigée d'après des observations recueillies sur les côtes occidentales d'Afrique.

6° OBSERVATIONS SUR LE PRIAPISME ET L'IMPUISSANCE. — In-8° de 15 pages. Montpellier, 1851.

7° LETTRE SUR L'ANATOMISME ET LE VITALISME, adressée à M. le docteur Amédée Latour, rédacteur en chef de l'*Union médicale*. — In-8° de 16 pages. Montpellier, 1851.

IMPR.

8° NOTICE HISTORIQUE, TOPOGRAPHIQUE ET MÉDICALE SUR LES BAINS DE MER DE PALAVAS, près Montpellier (Hérault). — In-8° de 51 pages. Montpellier, 1851.

9° DE LA MÉDECINE ET DES MÉDECINS EN ESPAGNE. (*Gazette médicale de Montpellier*, 1852.)

10° MÉMOIRE SUR LES APPLICATIONS DE LA MÉTHODE ANESTHÉSIQUE AU TRAITEMENT DES MALADIES INTERNES. (*Gazette médicale de Paris*, 1854, n°s 6, 7, 11, 12 et 13, formant ensemble trente colonnes de ce journal.)

Ce mémoire, présenté à l'*Académie royale de médecine et de chirurgie de Madrid*, a été l'objet d'un rapport favorable de M. le docteur Mendez Alvaro, et a valu à son auteur le titre de membre correspondant de cette compagnie savante. Il a été cité ou analysé dans plusieurs feuilles médicales, et reproduit presque intégralement par le ournal *le Scalpel* (année 1854).

11° OBSERVATION CLINIQUE SUIVIE DE RÉFLEXIONS SUR UN CAS DE PARALYSIE MUSCULAIRE ATROPHIQUE, guérie par l'usage de l'électricité et des eaux minérales de Balaruc. — In-8° de 32 pages. Montpellier, 1854.

Ce mémoire, adressé à la *Société de médecine de Gand*, a été l'occasion d'un rapport étendu de M. le docteur Valérius, qui l'a cité comme « l'œuvre d'un praticien exercé et d'un observateur habile à » saisir les relations qui existent entre les différents symptômes » d'une maladie. » D'après les conclusions du rapporteur, la Société de médecine de Gand a voté l'insertion du mémoire dans ses publications (*voy.* T. XXI, p. 39 du *Bulletin*), et a décerné à l'auteur le titre de membre correspondant.

12° LETTRE SUR LES VIANDES DE LA PLATA, au point de vue de leur préparation et de leurs usages. (*Journal de médecine, de chirurgie et de pharmacologie*, etc., *de Bruxelles*, T. XIX, p. 172, année 1854.)

2° *Chirurgie.*

1° CHIRURGIE NAVALE, ou Études cliniques sur les maladies chirurgicales que l'on observe le plus communément à bord des bâtiments de guerre. — Un vol. in-8° de 320 pages. Paris et Montpellier, 1853.

La lettre suivante a été adressée à l'auteur, peu de jours après l'apparition de son ouvrage :

« Paris, le 12 février 1853.

» Monsieur, vous avez bien voulu m'adresser un exemplaire de l'ouvrage » publié par vous sous ce titre : *Chirurgie navale.*

» J'accepte volontiers, pour le service de santé de la marine, cet ouvrage, » dans lequel vous avez exposé, avec l'autorité d'une longue pratique à bord » de nos bâtiments de l'État, les résultats de vos observations sur les mala- » dies dont les équipages à la mer sont plus particulièrement atteints.

» En vous accusant réception de cet ouvrage, je m'empresse d'y joindre » l'expression de mes remerciements et celle de ma considération distinguée.

» *Le ministre secrétaire d'État de la marine et des colonies,*

» *Signé,* Théodore DUCOS. »

Une autre lettre, datée du 28 février 1853, informe M. Saurel que, « d'après l'avis émis par M. l'Inspecteur général du service de santé », le ministre de la marine a souscrit pour un certain nombre d'exemplaires de la *Chirurgie navale.*

Cet ouvrage, aujourd'hui épuisé, a été favorablement accueilli par la presse médicale; il a été analysé avec éloges dans les journaux suivants : *Revue de thérapeutique médico-chirurgicale,* 1853, p. 245; *Journal de médecine et de chirurgie pratiques,* 1853, p. 135; *Gazette médicale de Montpellier,* 1853, p. 159; *Gazette médicale de Paris,* 1854, p. 41.

2° MÉMOIRE SUR LES LUXATIONS DES CARTILAGES COSTAUX. — In-8° de 50 pages. Paris et Montpellier, 1854.

Ce mémoire, présenté à la *Société de chirurgie de Paris,* après avoir été l'objet d'un rapport favorable de M. le docteur Désormeaux, a valu à son auteur le titre de membre correspondant de cette célèbre compagnie. C'est la seule monographie que possède la science sur les luxations des cartilages costaux. Inséré parmi les mémoires de l'Académie des sciences et lettres de Montpellier (*Section médicale*, T. II, p. 109), ce travail a été analysé dans plusieurs journaux, et spécialement dans *The Dublin quarterly Journal of medical science* (Vol. XIX, n° XXXVII, p. 201), et dans les *Annales de la Société médico-chirurgicale de Bruges* (T. III, 2e série, p. 437).

3° DES FLUXIONS AU POINT DE VUE CHIRURGICAL. *Thèse de concours* pour l'agrégation en chirurgie, à la Faculté de médecine de Montpellier. — In-8° de 154 pages. Montpellier, 1855.

Il n'appartient pas à l'auteur d'émettre un jugement sur ce travail, dont la valeur a été publiquement discutée, mais il lui est permis de dire qu'il a été plusieurs fois cité par les organes de la presse médicale à l'occasion d'une discussion célèbre, et qu'il a été, en particulier, l'objet d'une analyse étendue insérée dans *The Dublin quarterly Journal of medical science* (Vol. XX, n° XXXIX).

4° MÉMOIRE SUR LES FRACTURES DES MEMBRES PAR ARMES A FEU, suivi d'observations pour servir à l'histoire des blessures par armes de guerre. — In-8° de 148 pages. Montpellier, 1856.

C'est à la suite du service chirurgical dont il a été chargé, en 1855, à l'hôpital de la Citadelle de Montpellier, que M. Saurel a écrit ce mémoire, résultat des observations qu'il a faites sur plus de trois cents militaires blessés. L'Académie des sciences et lettres de Montpellier (*Section médicale*), à laquelle ce travail a été communiqué par son auteur, l'a jugé digne de figurer parmi ses *Mémoires* (T. II, p. 327).

5° DU GOÎTRE ET DU CRÉTINISME, à l'occasion du rapport de la commission créée par S. M. le roi de Sardaigne, pour étudier le crétinisme. — In-8° de 28 pages. Montpellier, 1851.

6° EXPOSÉ HISTORIQUE ET CRITIQUE DE LA VACCINATION SYPHILITIQUE ET DE LA SYPHILISATION. — In-8° de 32 pages. Montpellier, 1852.

7º OBSERVATIONS DE CHIRURGIE PRATIQUE, traduites de l'espagnol, et accompagnées de notes. — In-8º de 38 pages, avec figures. Montpellier, 1852.

8º DE LA RIGIDITÉ DU COL DE L'UTÉRUS, DANS LES CAS D'ÉCLAMPSIE, avant ou pendant l'accouchement, et du traitement qui lui convient. — In-8º de 24 pages. Paris, 1852.

Ce mémoire, extrait de l'*Union médicale*, a été analysé dans divers journaux, et en particulier dans les *Annales de la Société médico-chirurgicale de Bruges* (T. III, 2ᵉ série, p. 440).

9º LUXATION DU COUDE EN ARRIÈRE ET EN DEHORS; réduction sans le secours d'aides et par un procédé particulier. (*Annales de thérapeutique et de toxicologie*, 1848.)

10º EFFETS DU COÏT APRÈS UNE AMPUTATION. (*Presse médicale belge*, 1852, et *Revue médico-chirurgicale*, 1853 (T. XIII, p. 47).

11º OBLITÉRATION COMPLÈTE PAR ADHÉRENCE DES PAROIS DU VAGIN CHEZ UNE FEMME AGÉE. (*Journal de médecine, de chirurgie et de pharmacologie*, publié par la Société des sciences médicales et naturelles de Bruxelles, T. XIX, p. 113, et *Gazette des hôpitaux*, 1854.)

12º OBSERVATION D'UNE VARIÉTÉ DE FRACTURE DE L'EXTRÉMITÉ INFÉRIEURE DE L'HUMÉRUS; guérison sans l'emploi d'aucun appareil. (*Journal de médecine*, etc., *de Bruxelles*, T. XIX, p. 235.)

Les deux observations qui précèdent, présentées à la *Société des sciences médicales et naturelles de Bruxelles*, ont fait l'objet d'un rapport favorable de M. le docteur Bougard, inséré dans le journal de la Société (T. XIX, p. 169), qui a voté l'impression des observations de M. Saurel, et lui a accordé le titre de membre correspondant.

13° Du traitement de la pourriture d'hôpital au moyen des applications topiques de teinture d'iode. — In-8° de 16 pages. Montpellier, 1856.

Ce petit mémoire, présenté à la *Société médico-chirurgicale de Bruges*, a été accueilli très-favorablement par cette compagnie savante, qui, à la suite d'un rapport de M. le docteur Béghin, a décidé son impression dans ses *Annales* (T. IV, 2e série, p. 45), et a conféré à M. Saurel le titre de membre correspondant. Il a été analysé dans *The Dublin quarterly Journal of medical science* (Vol. XXII, n° XLIII, p. 136), et dans la *France médicale et pharmaceutique*, 1856.

3° *Publication périodique.*

La **Revue thérapeutique du Midi**, Gazette médicale de Montpellier, paraissant deux fois par mois, le 15 et le 30, par livraisons de deux feuilles in-8°.

Ce journal, qui a été rédigé, pendant l'année 1852, par MM. les docteurs L. Saurel et Barbaste, est exclusivement dirigé, depuis 1853, par M. L. Saurel, qui se déclare l'auteur de tous les articles insérés sans signature dans les *huit volumes* qui portent son nom.

Le rédacteur de la *Revue thérapeutique du Midi* croit pouvoir se dispenser d'indiquer les doctrines dont il s'est fait le défenseur, et l'École à laquelle il appartient; l'accueil de plus en plus favorable que reçoit la *Revue* dans le monde médical, et le nombre croissant de ses lecteurs, sont des preuves certaines que M. Saurel ne néglige rien pour se tenir à la hauteur de la tâche qu'il s'est imposée.

S'il était nécessaire d'invoquer à cet égard un témoignage désintéressé, il suffirait de citer les lignes suivantes, dues à M. le docteur Amédée Latour, rédacteur en chef de l'*Union médicale :*

« La *Revue thérapeutique du Midi* est un journal qui, malgré son » titre essentiellement pratique, ne néglige pas la haute critique » médicale, toujours très-courtoisement traitée sous la plume de » M. Saurel. »

A part un certain nombre de travaux originaux, qui, pour la plupart, ont été reproduits dans ses autres publications, M. Saurel a inséré dans sa *Revue* un très-grand nombre d'articles de pratique médicale et chirurgicale, de revue générale, de bibliographie et de critique médicales.

Parmi ces articles, il en est quelques-uns auxquels il attache une certaine importance, et qu'il croit devoir citer, parce qu'ils ne se trouvent pas consignés ailleurs. En voici l'énumération :

1° PARALYSIE DE LA VESSIE GUÉRIE PAR L'USAGE DE LA STRYCHNINE. (*Revue thérapeutique du Midi*, T. III, p. 618.)

2° SUR LA MEILLEURE MANIÈRE DE PRESCRIRE LE CYANURE DE POTASSIUM. (*Revue*, T. IV, p. 182.)

3° COUP D'ŒIL SUR LES MALADIES OBSERVÉES A LA CONSULTATION GRATUITE DE LA MISÉRICORDE DE MONTPELLIER, durant le mois d'avril 1853. (*Revue*, T. IV, p. 257.)

4° CONTUSION A L'ÉPIGASTRE, MOUVEMENTS CONVULSIFS; BONS EFFETS DES VENTOUSES SCARIFIÉES. (*Revue*, T. V, p. 50.)

5° DE L'INFECTION ET DE LA CONTAGION. (*Revue*, T. V, p. 64.)

6° DU DIAGNOSTIC ET DE LA CURABILITÉ DU CANCER. (*Revue*, T. VII, p. 265.)

7° SUR LES ÉPIDÉMIES DE CHOLÉRA de 1853, 1854 et 1855; une série d'articles insérés T. V, p. 193, 257, 322; T. VII, p. 1, 38, 73, 101, 141, 176; T. IX, p. 130, 166, 193.

8° EST-IL INUTILE, EST-IL DANGEREUX DE PUBLIER LES FAITS QUI PROUVENT QUE LE CHOLÉRA EST TRANSMISSIBLE ? (*Revue*, T. VII, p. 137.)

9° PREUVES DE LA TRANSMISSIBILITÉ DU CHOLÉRA. (*Revue*, T. VII, p. 201 et 237.)

10° DE LA CONTAGION DU CHOLÉRA CONSIDÉRÉE AU POINT DE VUE DE L'HYGIÈNE PRIVÉE ET DE L'HYGIÈNE PUBLIQUE. *Lettre à M. le professeur* CH. ANGLADA. (*Revue*, T. VII, p. 332.)

11° SUR LA VALEUR DE L'HOMŒOPATHIE DANS LE TRAITEMENT DU CHOLÉRA-MORBUS ÉPIDÉMIQUE. *Lettre à M. le docteur* F. ROUX, *de Cette*. (*Revue*, T. VIII, p. 101.)

12° LA PHILOSOPHIE MÉDICALE MISE EN QUESTION, A PROPOS DE LA VARIOLE, DEVANT L'ACADÉMIE DE MÉDECINE DE PARIS. (*Revue*, T. VIII, p. 193, 230, 257, 293.)

13° La folie et le délire au point de vue du vitalisme. (*Revue*, T. IX, p. 2.)

14° Les exutoires devant l'Académie de médecine. (*Revue*, T. IX, p. 257, 293, 321, et T. X, p. 7.)

15° La révulsion devant l'Académie de médecine de Paris. *Lettre à M. le professeur* Malgaigne. (*Revue*, T. X, p. 33.)

16° De la révulsion et de la dérivation, au point de vue de leurs applications a la thérapeutique. (*Revue*, T. X, p. 61 et 89.)

17° Sur la valeur des inoculations préservatives de la fièvre jaune. (*Revue*, T. VIII, p. 321; T. X, p. 117 et 285.)

18° Observations sur l'emploi de l'extrait de belladone dans le traitement des hernies étranglées. (*Revue*, T. X, p. 243.)

19° Du progrès en homœopathie et de l'action élective de certains médicaments. *Lettre à M. le professeur* Jaumes. (*Revue*, T. X, p. 397.)

20° Les prétentions de l'homœopathie. (*Revue*, T. X, p. 425.)

21° De l'état morbide et de l'acte morbide. (Notes recueillies au Cours de pathologie et de thérapeutique générales de M. le professeur Jaumes.) (*Revue*, T. X, p. 313.)

22° De l'affection et des maladies affectionnelles. (Notes recueillies au Cours de pathologie et de thérapeutique générales de M. le profr Jaumes.) (*Revue*, T. X, p. 369.)

23° De la diathèse et des affections diathésiques. (Notes recueillies au Cours de pathologie et de thérapeutique générales de M. le profr Jaumes.) (*Revue*, T. X, p. 453.)

24° De la spécificité et des affections spécifiques. (Notes recueillies au Cours de pathologie et de thérapeutique générales de M. le profr Jaumes.) (*Revue*, T. X, p. 565.)

RÉSUMÉ.

Après avoir fourni à ses juges l'indication exacte de ses titres antérieurs, M. L. Saurel croit devoir résumer en quelques lignes les preuves de sa *vocation* spéciale pour la chirurgie.

Ces preuves se trouvent dans ses concours, dans ses services et dans ses travaux.

I. CONCOURS.—M. Saurel a pris part à *cinq* concours, ayant tous pour objet l'anatomie ou la chirurgie proprement dite. *Quatre* fois il a été assez heureux pour atteindre le but de ses efforts.

II. SERVICES. — Ils peuvent se résumer de la manière suivante :

1° Deux ans de service en qualité d'élève dans les hôpitaux civils ou maritimes;

2° Six ans et demi comme chirurgien de la marine militaire, sur lesquels M. Saurel compte quatre ans et demi de navigation, dont deux ans en qualité de *chirurgien-major;*

3° Dix-huit mois de service comme médecin de l'œuvre de la Miséricorde et du Bureau de bienfaisance de Montpellier;

4° Quatre mois et demi comme médecin adjoint, chargé *en second* d'un service chirurgical important, dans les hôpitaux militaires de Montpellier.

Total : *dix ans et demi de services,* durant lesquels M. Saurel s'est livré continuellement à l'étude ou à la pratique de la chirurgie.

III. Travaux imprimés. — Si le nombre des publications et la quantité des pages imprimées suffisaient pour prouver une vocation spéciale, comme ils montrent l'amour du travail, M. Saurel se contenterait de l'énumération qui précède; mais la nature de ses travaux lui paraît, beaucoup plus que leur multiplicité, mériter l'attention de ses juges.

Sans parler des divers mémoires relatifs, soit à la topographie, à la climatologie ou à l'hydrographie médicales, soit à la pathologie des contrées intertropicales, qui sont le fruit des études auxquelles il s'est livré pendant sa carrière maritime, M. Saurel peut fournir un nombre assez considérable de travaux relatifs à la chirurgie pour prouver que cette branche de la science a été l'objet de ses constantes recherches.

Sur les douze ou quinze ouvrages et mémoires, ayant pour objet des questions chirurgicales, qu'il a publiés séparément ou insérés dans les recueils scientifiques, il se borne à citer comme les plus importants : sa *Chirurgie navale*, son mémoire sur les *Luxations des cartilages costaux*, sa thèse sur les *Fluxions au point de vue chirurgical*, enfin son mémoire sur les *Fractures des membres par armes à feu;* car chacun de ces écrits témoigne de longues et patientes études.

Enfin M. Saurel croit devoir compter au nombre de ses titres les plus sérieux la rédaction de la *Revue thérapeutique du Midi*, œuvre difficile et ingrate, à laquelle il consacre tous ses loisirs, et qu'il poursuit avec d'autant plus d'ardeur et de persévérance qu'elle lui a procuré de plus amers déboires.

Montpellier. — J.-A. DUMAS, imprimeur, place de l'Observatoire, 2.

33
2

www.ingramcontent.com/pod-product-compliance
Ingram Content Group UK Ltd.
Pitfield, Milton Keynes, MK11 3LW, UK
UKHW021040200726
13857UKWH00005B/1844

9 782012 466265